Levrat-Perrotton.

MÉMOIRE

SUR L'EMPLOI

DE L'ALCALI VOLATIL FLUOR

(AMMONIAQUE LIQUIDE)

DANS LA COQUELUCHE,

PAR LE DOCTEUR **LEVRAT-PERROTTON**,

Ancien médecin titulaire de l'hospice de l'Antiquaille de Lyon, ancien chirurgien major aux armées, membre des sociétés de médecine de Paris, Lyon, Marseille, de statistique de la même ville, Bordeaux, académique de Nantes, Zurich, médico-légale du grand-duché de Bade, Erlangen, Dijon, d'Emulation du Jura, etc.

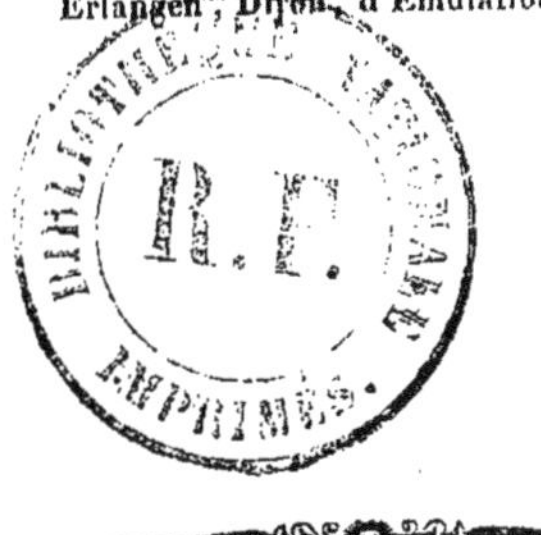

LYON,

IMPRIMERIE DE J.-B. RODANET ET COMPAGNIE,

rue de l'Archevêché, 3.

1848.

MÉMOIRE

sur l'emploi

DE L'ALCALI VOLATIL

DANS LA COQUELUCHE.

En 1844 j'adressai à la société de médecine de Paris quelques observations sur la coqueluche, observations qui devaient faire connaître les bons effets que le hasard m'avait fait rencontrer dans l'emploi de l'ammoniaque liquide contre cette maladie. Depuis cette époque de nouveaux succès sont venus corroborer ma confiance en cette médication; mais malgré toute la publicité que cette savante compagnie a donné à mon premier travail, craignant encore que cette médication ne soit pas suffisamment connue, j'ai pensé qu'une nouvelle publication devenait utile, afin d'atteindre le but que je m'étais d'abord proposé, celui, de propager autant que possible l'efficacité d'un traitement qui est appelé à rendre de grands services à la société; car nous savons tous combien sont graves, dans bien des circonstances, les suites fâcheuses de cette maladie, et à quels désordres elle donne lieu chez les malades qu'elle a atteints lorsqu'elle ne les tue pas dans la deuxième période, ce qui peut arriver quelquefois, ainsi que je le ferai remarquer dans le cours de cet opuscule.

Dans cette notice je ferai précéder mes observations de quelques lignes sur l'histoire de la coqueluche. Ces recherches reproduisant d'une manière succincte les travaux qui ont été publiés sur cette maladie donneront aux praticiens, qui soit dit en passant, n'ont pas le temps de lire de gros volumes, et cela parce que leurs occupations y mettent empêchement, une idée suffisante de cette névrose et des médications variées qui lui ont été opposées jusqu'ici.

La coqueluche n'était pas connue des anciens médecins grecs et arabes, du moins on n'en trouve pas de notions dans ceux de leurs travaux qui sont arrivés jusqu'à nous. Mais, il est probable, que ces médecins écrivant dans des pays chauds, où cette maladie devait être rare, elle passait inaperçue et était confondue avec d'autres espèces de toux. La première description de quelque valeur que nous ayons sur la coqueluche appartient à *Willis*, mais ce ne fut qu'au dix-huitième siècle qu'elle fut décrite comme une maladie distincte. Parmi les travaux qui parurent alors, on remarque ceux d'Alberti, Forthergill, Marcus, Dewatt; en France, nous avons ceux de MM. Desruelles, Trousseau, Rilliet et Barthez et surtout M. Blache qui a fourni au Dictionnaire de médecine un excellent article sur cette maladie.

Quelques auteurs ont regardé la coqueluche comme une forme spéciale de la bronchite; je crois qu'ils auraient dû tout au plus admettre cette dernière comme étant seulement le prodrôme de cette névrose. En effet, au début, elle se manifeste évidemment par tous les symptômes semblables à ceux d'une phlegmasie des bronches avec fièvre et agitation; mais, bientôt cet état cesse t la coqueluche se dessine par des quintes qui diffèrent essentiellement de celles de la toux bronchique; cette maladie est incontestablement une névrose, ainsi que le pensent Hufeland, Albert, J. Frank, MM. Roche, Blache, Guersant, et à l'appui de cette opinion vient encore l'absence de la fièvre dans la période spasmodique et de tout caractère anatomique, contrairement à l'opinion de quelques praticiens, qui prétendent avoir trouvé sur les cadavres d'individus morts de la coqueluche, des traces d'inflammation dans le nerf pneumo-gastrique, de ce nombre sont Kilian, Albert, de Bonn. Quand à une foule d'autres lésions que l'on a rencontrées chez ces mêmes sujets, elles étaient sans doute l'effet et non la cause de cette maladie, la marche et l'irrégularité du retour des accès, qui, une fois terminés ne laissent aucune trace de leur existence; leur cessation ou leur modification par un changement de lieu, toutes ces circonstances réunies ne laissent aucun doute sur la nature essentiellement nerveuse de la coqueluche. Quand au siége de cette maladie, nous pensons avec M. Grisolle, qu'on en sait rien; et tout ce qui a été écrit là-dessus est purement hypothétique; c'est un mystère qu'il sera difficile de pénétrer. Cependant Gardien en place le siége dans un état spasmodique de la glotte et du diaphragme; mais, ce n'est également qu'une opinion qui ne repose sur aucun fait; pour un praticien exercé, il est difficile de confondre la coqueluche avec d'autres maladies telles que le croup et l'asthme aigu de Millar ; ces dernières ont des caractères tellement tranchés, surtout le croup, qu'une semblable erreur serait impardonnable; car elle pourrait être compromettante pour les jours du malade qui en serait l'objet. Quand à l'asthme aigu de Millar, la gêne de la respiration et la nature de la toux, lorsque celle-ci existe, sont aussi très différentes des phénomènes qui accompagnent la coqueluche, aussi, nous ne nous arrêterons pas davantage sur cette partie de notre notice.

Nous admettrons avec les auteurs modernes et notamment avec M. Grisolle, trois périodes dans la coqueluche : 1° période catarrhale, 2° période spasmodique, 3° période de déclin. La première période est courte et dépasse rarement deux septénaires; la deuxième varie depuis quatorze jours jusqu'à deux, trois mois et plus. MM. Rilliet et Barthez pensent cependant que cette dernière période ne dépasse guère trente ou quarante jours. Quand à la période du déclin, elle est marquée par l'éloignement des quintes, leur moindre intensité, puis elles se rapprochent des quintes d'une bronchite légère et se termine enfin au bout d'un laps de temps plus ou moins long, mais qu'une médication convenable peut abréger de beaucoup lorsque cet état surtout est exempt de toute complication. La coqueluche se complique dans quelques cas graves de pneumonie, de bronchite capillaire, de meningite, d'entérite, les quintes de toux se prolongeant trop, elles peuvent aussi amener la mort par asphyxie. Il y a quinze ans environ que j'eus la douleur de voir périr dans ma pratique un superbe enfant de cinq ans, d'un accident semblable, que ni les saignées capillaires et à la lancette, ni les anti-spasmodiques de toutes sortes, ni les révulsifs, etc., ne purent arracher à la mort; après avoir eu plusieurs quintes pendant lesquelles il perdait connaissance, il en eut une qui le tua.

Lorsque la coqueluche est accompagnée de fièvre pendant ses périodes spasmodiques et de déclin, le praticien doit soupçonner l'existence de quelque complication fâcheuse, il doit alors rechercher l'organe qui est malade, afin de combattre cette complication qui vient enrayer la marche de cette maladie et en augmenter la gravité. Chez les individus cachectiques et habituellement valétudinaires, la coqueluche est une maladie toujours redoutable; elle peut amener ou exciter des lésions graves surtout chez les sujets strumeux; chez ces derniers les quintes peuvent causer l'inflammation et la suppuration de quelques tubercules cachés dans le parenchyme des poumons, et qui, sans cette circonstance, seraient peut-être restés inoffensifs pendant toute la vie. Chez quelques autres ce sont les ganglions mésentériques qui deviennent malades et refusent leur concours aux fonctions assimilatrices ou nutritives, de là le carreau, la fièvre hectique et la mort. Enfin, finissons ces digressions préliminaires, et disons que la coqueluche est une de ces maladies obscures sur lesquelles on a débité une foule de théories plus ou moins spécieuses les unes que les autres, et pour la combattre on a rassemblé et proposé tour-à-tour des agents thérapeutiques rationnels et empiriques nombreux, qui, il faut en convenir, ont bien rarement répondu à l'attente du praticien. Cette maladie est du nombre de celles qui appellent à elles les constantes et graves méditations des maîtres de la science. Un jour viendra peut-être où les hommes de génie fixeront l'opinion des médecins sur la nature de la coqueluche, son étiologie, etc., et ainsi que dans tant d'autres maladies sur lesquelles on a écrit force hypothèses. Quand à nous, humble disciple de l'école éclectique, nous nous bornerons à n'observer que des effets dont la nature et les causes nous sont encore inconnus, et à rechercher les moyens propres à modifier ou détruire ces mêmes effets. Toutefois, nous sommes heureux aujourd'hui de pouvoir offrir à nos confrères les résultats de notre pratique sur cette importante question. Les observations suivantes n'auront donc pas d'autre but que de faire connaître les avantages qu'on peut retirer de l'usage de l'alcali volatil fluor (ammoniaque liquide), contre la coqueluche. Mais avant de produire ces observations, nous allons, ainsi que nous l'avons promis dans cet opuscule, donner rapidement une analyse de toutes les médications qui ont été préconisées contre cette maladie.

La première période de la coqueluche ou période inflammatoire, doit être combattue par des boissons pectorales édulcorées avec le sirop de gomme arabique; par des loochs rendus quelquefois calmants par l'addition de quelques grammes de sirop diacode ou de lactucarium; si les sujets sont forts et pléthoriques, on se trouve bien de l'application de quelques sangsues à la *saignée* de chaque bras, ou bien dans la fossette susternale du cou; pour que cette application produise l'effet désiré, elle doit être faite dans la soirée, parce que c'est ordinairement le soir et pendant la nuit que l'exacerbation a lieu, et les capillaires de la peau, étant alors dans un état de tugescence, les piqûres des sangsues saignent beaucoup. En un mot, on doit mettre en usage, à cette période, la médication que l'on emploie contre la bronchite. On a quelquefois fait avorter la coqueluche, en donnant au début même, du vin chaud sucré et même du rhum mêlé à un sirop adoucissant; mais, ces moyens ne peuvent convenir aux constitutions délicates, et, passé la période d'invasion ils deviendraient dangereux. — Lorsqu'après l'état aigu il existe des glaires, M. Guersant conseille la poudre d'ipécacuanha et dans les cas de constipation un léger minoratif. — Cullen donnait fréquemmet l'émétique, d'après la formule de Fothergill : émétique, 1 décig.; yeux d'écrevisses, 2 grammes; mêlez et faites trente-deux prises; en prendre plusieurs par jour; les augmenter successivement. — Pearson donnait dans cette maladie, avec une grande confiance, un composé de carbonate de soude, 1 décig.; opium, 3 centig.; ipéca., 1 décigr. — L'ami, le conseiller intime du roi de Prusse, le célèbre Hufeland, se louait de l'emploi d'un centig. matin et soir de poudre de racine de belladone, chez les enfants depuis trois jusqu'à six ans. — Lorsque des signes de congestion vers les poumons se manifestent, l'émétique est alors un remède héroïque; je crois aussi que l'oxide blanc d'antimoine serait ici également très utile. Chez les sujets pléthoriques, ces moyens doivent être précédés de quelques dégorgements sanguins, soit aux sangsues, soit à la lancette, puis viennent les sinapismes, les vésicatoires, etc. — L'emploi des narcotiques exige la plus grande prudence; le camphre est celui.

*

d'entre tous, qui a produit de bons effets dans la coqueluche, ainsi que les infusions aromatiques de serpolet, de thym, d'hysope, de pouliot, de véronique édulcorée avec le sirop d'érysimum. Ces derniers moyens ne conviennent que hors les cas de complication de bronchite. — Si la coqueluche coïncide avec les scrophules, Hufeland conseille la décoction de lichen et ses composés avec la douce-amère ou bien avec la semence de phellandrium aquaticum; cette dernière, à la dose de 4 grammes en décoction ou en substance, et en poudre à la dose de 50 centig., deux ou trois fois par jour. — Thomassin Thuessink, médecin hollandais, accordait à cette semence une grande confiance, et lui croyait une action spécifique sur les poumons. — Notre célèbre Chaussier a conseillé dans la période spasmodique de la coqueluche, ainsi qu'il l'avait déjà fait pour le croup, le sulfure de potasse, à la dose de 3 à 5 décigr. par jour, étendus dans un véhicule adoucissant. — Longtemps avant lui, Willis avait préconisé le sirop de sulfure de potasse contre l'asthme, la toux, la phthisie pulmonaire, etc. L'opium, la belladone et surtout cette dernière; l'extrait de ciguë, l'assa-fœtida, le musc, l'acide cyanhydrique, l'un des médicaments les plus dangereux que nous possédions, ont été tour-à-tour mis en usage contre la coqueluche et ont eu leurs prôneurs. Mais, de tous ces anti-spasmodiques connus, c'est au composé suivant que j'accorde le plus de confiance et dont je dois la première idée à mon savant ami, le docteur Brachet; prenez : extrait d'opium, de Belladone *aa*, 6 centigr.; sucre de lait, 1 gramme; mêlez et faites six prises égales.

On en fait prendre une ou deux dans les vingt-quatre heures, étendues, chaque fois, dans quelques cuillerées de tisane. Ces prises sont un puissant sédatif pour toutes les espèces de toux. M. Guersant et l'américain Jackson, veulent que l'on donne la belladone *fractâ dosi*, dans la coqueluche, jusqu'à ce que ce médicament ait fait sentir son action sur la pupille. Des frictions sur l'épigastre avec un mélange de 30 grammes d'axonge ou de cérat et 8 grammes d'extrait de belladone, ont été également conseillées. M. Blache fait poser sur la poitrine un cataplasme de farine de lin délayé dans une forte décoction de feuilles de belladone. Fuster employait celles-ci en fumigations. La ciguë a joui d'un grand crédit en Allemagne contre la coqueluche. M. Guersant associe quelquefois cette substance à la belladone, à l'oxide de zinc. D'autres praticiens, notamment *Schlesinger*, la combinaient avec l'émétique. L'acide prussique a eu aussi ses partisans; mais, nous le répétons ici, ce médicament a donné lieu à tant d'accidents graves, qu'il devrait être, sinon proscrit de la thérapeutique, au moins restreint à des cas tout à fait exceptionnels, c'est-à-dire, lorsque tous les autres moyens auraient échoué; voire même l'alcali volatil. Nous ne savons trop pourquoi la pommade stibiée d'Autenrieth appliquée sur l'épigastre, a eu une certaine vogue ; ce moyen est très douloureux et nous doutons qu'il ait jamais été salutaire dans la coqueluche. Et, s'il est vrai, ainsi que nous l'avons déjà exprimé, et nous sommes d'accord sur ce point avec quelques hommes haut placés dans la science, que cette maladie soit une névrose, les douleurs que ce topique occasionnent et dont les effets s'étendent jusque sur les organes génitaux, doivent nécessairement aggraver la position des malades au lieu de l'améliorer. C'est du reste la remarque que nous avons faite au sujet de ce médicament, dans le cours de notre longue pratique. Aussi y avions-nous renoncé depuis bien longtemps, avant que nous eussions découvert, dans l'emploi de l'ammoniaque liquide, un remède que nous regardons aujourd'hui comme le spécifique de cette maladie.

Lorsque la coqueluche a franchi les deuxième et troisième périodes et qu'il reste de la toux et de la faiblesse, on a conseillé le sirop de Boulay, qui est un composé d'opium, d'ipécacuanha et de quinine, et, quand la toux est tenace à la troisième période, la poudre de ciguë préférablement à son extrait qui est souvent carbonisé et par conséquent privé de ses propriétés narcotiques. On a aussi employé d'autres anti-spasmodiques. Quand à nous, nous avons toujours recours aux prises de belladone et d'opium, dont nous avons donné plus haut la formule. Et, notre expérience nous autorise à déclarer que dans ces cas, il n'existe pas de meilleur sédatif de toutes les espèces de toux ; il procure toujours de longs instants de calme. A toutes les périodes de cette maladie, nous faisons prendre la tisane de mousse perlée ou le sirop composé avec ce varec. Nous ne pensons pas qu'il existe sous le ciel une substance plus efficace que celle-ci, dans toutes les maladies de l'appareil de la respiration et d'origine phlegmasique. Je me félicite d'avoir été à Lyon un de ceux qui des premiers en ont proclamé les propriétés dans toutes les affections catarrhales. Aussi la mousse perlée est-elle devenue un remède populaire parmi nos Lyonnais, et je puis avancer que beaucoup des malades que je croyais arrivés au premier degré de la phthisie pulmonaire, ont recouvré la santé par l'usage exclusif de cette substance, qui est tout à la fois mucilagineuse et analeptique; peut-être contient-elle aussi, comme la famille à laquelle elle appartient, quelques fractions d'iode. Je m'aperçois que je m'éloigne de mon sujet, aussi vais-je passer à l'exposé des faits qui ont provoqué ce travail; ils parleront un langage plus logique que tous les raisonnements possibles.

Première observation. — Un enfant de 18 mois, encore allaité, est atteint d'une coqueluche si violente, qu'après chaque quinte surviennent des convulsions effrayantes. Le 15 février 1839 les convulsions sont tellement fortes, qu'on désespère un moment des jours du petit malade. Des sinapismes sont apposés sur tous les membres, des frictions éthérées sont pratiquées sur tout le corps et notamment sur la tête. Ces moyens ne procurent aucun soulagement prompt. Témoin de cette scène affligeante qui dura plus d'une heure; je conseillai sans trop de confiance quatre sangsues à chaque bras sur la face antérieure de l'articulation cubito-humérale, et de faire prendre par cuillerée d'heure en heure, aussitôt que le malade pourrait avaler, la potion composée comme ci-après :

Eau distillée de laitue.	125	grammes.
Eau de fleur d'oranger	8	»
Sirop de pivoine	30	»
Sirop de belladone	8	»
Alcali volatil fluor.	6	gouttes.

Mêlez.

Je quittai mon pauvre petit malade dans la soirée, avec la douloureuse pensée, que le lendemain matin on viendrait m'annoncer sa mort; mais heureusement il n'en fut point ainsi, on vint au contraire me dire qu'il avait bien passé la nuit, en me priant de lui continuer mes soins; en effet, à ma visite du 16 au matin, je le trouvai beaucoup mieux que les jours précédents, les quintes de toux, devenues moins fréquentes et plus courtes, ne sont plus suivies de convulsions. L'état de cet enfant s'est amélioré de jour en jour sous l'emploi soutenu de la potion alcaline. Le 10 mars il est en pleine convalescence. A cette date, la toux devenue très rare, n'est plus que celle d'un simple catarrhe bronchique qu'on abandonne au régime et aux forces médicatrices de la nature.

Un tel succès devint pour moi un enseignement précieux; car j'avais jusqu'ici presque toujours vu périr, dans ma pratique, les enfants atteints de coqueluche, chez lesquels les quintes de toux avaient amené un raptus cérébral. Je me promis donc de le mettre à profit pour tous les cas de coqueluche que j'aurais ultérieurement occasion d'observer. C'est ce que j'ai fait et les observations suivantes sont venues confirmer de plus en plus les heureux effets de cette médication.

Deuxième observation. — Adèle Las, âgée de 6 ans, valétudinaire depuis plusieurs mois, à la suite d'un engorgement des glandes mésentériques, est prise, dans le courant de l'automne de 1842, d'une coqueluche, dont les quintes d'abord légères deviennent bientôt très intenses et sont suivies de congestion cérébrale avec convulsion et perte de connaissance. Pendant les premiers jours on a recours à des boissons pectorales usitées en pareil cas; des vésicatoires sont simultanément placés sur les membres inférieurs. Cette médication qui est suivie sans avis de médecin, n'ayant amené aucun changement salutaire dans la position de la petite malade, je suis appelé à la voir dans une crise plus forte que celles qu'elle a éprouvées précédemment. Je la trouvai sans connaissance, les yeux tournés en haut, la figure vultueuse; contracture des membres; le pouls fréquent et peu développé. Je combattis l'état actuel par des sinapismes sur les membres abdominaux et l'application d'une grosse sangsue à chaque bras (à *la saignée*). Le raptus cérébral céda à ces moyens externes, et aussitôt que la malade put avaler, je conseillai de faire passer par cuillerée de temps en temps la potion formulée dans l'observation n° 1. Les bons effets produits par cette médication se firent peu attendre; et, après quelques jours de son usage, les quintes de toux étaient devenues rares et courtes, sans complications fâcheuses. Enfin, la potion alcaline est continuée par cuillerées, à des intervalles de plus en plus longs à mesure que la malade va mieux et on y renonce tout-à-fait au bout de quinze jours environ.

Cette petite fille est envoyée à la campagne, où elle est mise à l'usage du lait de chèvre pendant un mois et demi. Cette frêle constitution, détériorée depuis fort longtemps, s'est beaucoup améliorée; son ventre s'est affaissé, les fonctions digestives s'opèrent mieux que par le passé, et tout fait espérer que la santé de cette petite fille se rétablira parfaitement. En effet, aujourd'hui 1848, elle se porte très bien et s'est beaucoup développée.

Troisième observation. — Cécile B., âgée de 4 ans environ, rentrée de nourrice chez ses parents depuis quelques mois, est prise d'une toux de coqueluche qui est accompagnée à son début d'un peu de fièvre avec perte de l'appétit, trouble du sommeil, soif. Les quintes deviennent fréquentes et longues au bout de quelques jours et menacent chaque fois la petite malade de suffocation. A ma première visite, je conseille la tisane béchique édulcorée avec le sirop de violettes; ce dernier est aussi donné par petites cuillerées; un vésicatoire est posé au bras gauche. Le lendemain, nul changement dans la prescription de la veille, à laquelle on ajoute seulement l'usage de la potion alcaline de l'observation n° 1. Cette médication est suivie pendant quelque jours, et procure assez promptement une grande sédation dans les quintes de toux. Enfin cette amélioration fait des progrès et la guérison est bientôt venue couronner les efforts de ce traitement.

Quatrième observation. — Une petite fille âgée de 30 mois, habitant un des quartiers salubres de notre ville, est prise sans causes connues, d'une toux pénible, avec fièvre, pouls fréquent, chaleur de la peau; respiration laborieuse, céphalalgie sus-orbitaire très intense, etc. Cet état franchement aigu est aussitôt combattu par des boissons émollientes gommées et sucrées; un looch blanc avec addition de 8 grammes de sirop de belladone; et enfin une grosse sangsue est appliquée sur la face antérieure de l'articulation cubito-humérale de chaque bras. Les symptômes angioténiques cèdent assez promptement au traitement que nous venons de relater; mais, la toux dégénère en véritables quintes de coqueluche très longues, et pendant lesquelles il y a une turgescence des capillaires de la face tellement considérable, qu'elles font craindre une congestion cérébrale et tous les accidents qui en dérivent. Les boissons pectorales variées et édulcorées avec le sirop de mou de veau, employées conjointement avec la potion alcaline de l'observation n° 1, forment à peu près la base du traitement de cette nouvelle maladie et le résultat a été le même que pour les trois cas précédents; c'est-à-dire que la guérison a été fort prompte (1).

Cinquième observation. — Henriette M...., âgée de six ans, présente dans les premiers jours de janvier 1847, après avoir subi les malaises d'une bronchite aiguë, tous les symptômes de la coqueluche. Ses parents réclament les soins d'un médecin du quartier qu'ils habitent, et celui-ci conseille des boissons béchiques, un mélange de sirops d'ipécacuanha et de violettes qui est donné par cuillerée d'heure en heure; puis des vésicatoires aux bras, la pommade stibiée à l'épigastre; un régime doux et lacté. Sous l'influence de cette médication, puisée dans les vieilles formules, l'état de cette enfant ne s'améliore point; elle maigrit beaucoup, et s'alite; les quintes sont plus fréquentes, le faciès est bouffi et blême; la langue offre çà et là des aphtes. Tel est à peu près l'état dans lequel je trouvai cette petite malade à ma première visite le 11 février 1847. J'avoue que cette position m'effraya; et je crus bien n'avoir d'autres résultats de mes moyens thérapeutiques qu'un certificat de décès à délivrer; après avoir fait part de mes craintes à la famille,

(1) Ces quatres observations sont rapportées de mon mémoire inséré dans la *Revue médicale* 1844, juin.

je conseillai l'usage de ma potion contre la coqueluche, la tisane de mousse perlée, et la continuation du régime indiqué par le premier médecin. Le 13 je revis la malade, que je trouvai à mon grand étonnement dans la même position ou à peu près, car j'avais confiance à la médication que j'avais prescrite, mais ma potion n'avait pas été administrée, parce que ne l'ayant qu'indiquée, le pharmacien ne s'était pas donné la peine d'aller la chercher dans l'annuaire de M. Bouchardat.

Le 15 la potion alcaline est cette fois préparée d'après ma formule, et au bout de 48 heures ses effets salutaires se font sentir. Le 18 l'amélioration fait des progrès remarquables; il n'y a plus de quintes, la toux est celle d'un catarrhe bronchique des plus benins. Même prescription. Le 21 la toux est rare; la langue a repris son type normal. La potion est continuée mais à de longs ntervalles, et, vu l'état de prostration je conseille le lait de chèvre tous les matins. Depuis quelques jours ma malade peut rester une partie de la journée assise sur une chaise. Le 24 la convalescence est décidée. Guérison.

Un petit frère de cette malade, âgé de 3 ans, commençait à avoir des quintes de toux de coqueluche, lorsque pour la première fois je visitai sa sœur; du reste cet enfant allait et venait dans les appartements et sa santé générale ne paraissait point encore compromise; toutefois, les parents s'effrayaient sur la position de leurs enfants, avec d'autant plus de raison que mon pronostic sur le premier malade était peu rassurant, et que déjà, il y a quelques années, ils avaient perdu un enfant de six ans de la même maladie. Le petit garçon est soumis au même traitement que celui de sa sœur, et bientôt les quintes diminuent d'intensité, puis cessent et sont remplacées par une toux légère et rare et qui disparaît à son tour au bout de quelques jours. Ces deux enfants se sont très bien portés depuis.

Sixième observation. — Les enfants de **M. X.**, négociant, une fille de cinq ans et un garçon de deux ans, sont atteints de coqueluche dans le courant de l'automne de 1847. Les quintes sont longues et fréquentes, et provoquent souvent des vomissements de glaires et des aliments lorsqu'elles ont lieu près des repas. Ces enfants sont traités, pendant quelques jours, par tous les arcanes ou remèdes empiriques qui sont en crédit chez le peuple contre cette maladie, mais sans succès aucun, et l'état de ces petits malades s'aggravant, on me fait appeler. La coqueluche étant franchement parvenue à la deuxième période, je conseille, pour pour tout traitement, l'usage de la potion ammoniacale, et pour boisson habituelle l'infusion de violettes et de primevère sucrée. Cette médication était à peine suivie depuis quelques jours que déjà les quintes avaient diminué d'intensité, et la coqueluche n'est bientôt plus qu'une toux catarrhale des plus simples qui est traitée par les sirops de mou de veau et de mousse perlée, et un régime doux et lacté.

Septième observation. — Bon, âgé de huit mois, est ramené de nourrice chez ses parents, le 1er mars 1848, dans un état de dépérissement et de maigreur effrayants; il a des croûtes muqueuses à la tête et sur différentes régions du corps; ces croûtes sont accompagnées d'un prurit qui est fatigant pour le pauvre enfant; car, il cherche instinctivement à se frotter les parties malades contre les personnes qui le soignent, et l'on voit qu'il éprouve une certaine sensation de plaisir lorsque cette opération est pratiquée par la main de la nourrice qu'on lui a donné en dernier lieu. A ce tableau, passablement affligeant, et qui paraît être dû, en partie, au défaut de soins hygiéniques de la nourrice à laquelle il avait d'abord été confié se joignent des quintes de toux très pénibles dont la durée fait souvent craindre qu'il ne succombe à une congestion cérébrale par asphyxie. Je vois ce malade huit jours après son arrivée chez ses parents. Après lui avoir donné une nouvelle nourrice, je lui fais administrer, d'heure en heure, une cuillerée à café de la potion ammoniacale contre la coqueluche, et pour boisson l'infusion de violettes et tilleul édulcorée avec le sirop de mousse perlée. Pour calmer les démangeaisons on pratique sur toutes les parties malades des frictions avec la pommade de goudron camphrée, une mouche de milan est placée sur le bras gauche. Cette médication est promptement suivie d'une grande amélioration, et le 14 mars, la toux est rare et ne revient plus par quintes.

Une sœur du petit malade, âgée de trente mois, est prise, six jours après le retour de son frère sous le toit paternel, de quintes de coqueluche. Elle est mise à l'usage de la même potion, et le 14, ainsi que chez son frère, la toux est devenue rare et franchement catarrhale. Ce fait est favorable aux médecins qui pensent que la coqueluche est contagieuse; quant à moi je partage cette opinion et pourrais l'étayer d'un grand nombre de faits que j'ai recueillis dans ma pratique.

Depuis le 14 jusqu'au 18, on a encore administré à mes deux malades, de loin en loin, quelques cuillerées de la potion alcaline, et à partir de cette dernière date, on a continué presque exclusivement, pendant une quinzaine de jours, l'usage du sirop de mousse perlée, sirop que les enfants prennent assez facilement.

Je m'arrête à ces quelques observations que j'aurais pu encore multiplier. Mais à quoi bon fatiguer le lecteur par des répétitions fastidieuses, et qui ont entre elles tant de points de ressemblance. Le système de l'analyse plait en général, et surtout aux praticiens, et s'il était possible d'y asservir toutes les sciences, la diffusion des lumières donnerait à la société une position plus digne et plus en harmonie avec les besoins incessants de l'homme civilisé. Pour ce qui regarde la médecine, j'ai souvent médité les aphorismes d'Hippocrate, et je me demandais, à chaque page, s'il ne serait pas possible, guidé par un tel maître et avec les connaissances acquises depuis le règne de ce grand homme, de donner aujourd'hui un travail analytique, espèce de compendium ou *vade mecum*, de toutes les branches de l'art de guérir, que chaque praticien pourrait toujours avoir dans sa poche. Dans ce petit livre, il retrouverait le résumé de ses études médicales. Ce travail, tout aphoristique, pourrait, s'il était bien exécuté, donner aussi toutes les découvertes faites à diverses époques, soit en médecine, soit en chirurgie. Il n'a pas fallu un gros volume pour amener la réforme du pansement des plaies d'armes à feu, un grand chirurgien, Ambroise Paré, l'a proclamée en quelques lignes.

Et la syphilis, par exemple, dont le hasard a fait

rencontrer le spécifique dans le mercure chez des étameurs de glaces de Florence. Etait-il besoin de ces longs travaux que l'on a écrit sur cette découverte? N'eût-il pas mieux vallu, comme on l'a fait depuis, observer froidement les effets de ce nouveau remède afin d'en bien diriger l'action de manière à empêcher les maux dont on l'a accusé plus tard. Hé bien! ce qu'on n'a pas fait d'abord on y est arrivé longtemps après, et il faut bien en convenir après de nombreuses victimes. Aussi, pouvons-nous, maintenant, en quelques pages, enseigner l'emploi des mercuriaux. S'il arrive qu'ils produisent encore de nos jours des accidents c'est parce qu'ils sont maniés par des ignorants. Nous en dirons autant de l'opinm, des narcotiques, de l'iode, etc. Tous les médicaments sont de grands leviers thérapeutiques placés entre les mains de praticiens habiles.

Parlerons-nous de la découverte de la vaccine par Jenner? Ce médecin observateur l'a proclamée en quelques pages; et les volumes qui ont été publiés depuis, sur cette découverte, l'ont-ils agrandie? Non assurément. Ils ont seulement réglé l'application du préservatif; ce qui pouvait encore être fait en quelques lignes.

L'anti-périodique par excellence, le quinquina, apporté d'abord en Europe par la comtesse *del Cinchon*, et plus tard, par les jésuites de *Rome*, est passé bien rapidement dans le domaine de la thérapeutique, et sans qu'il ait fallu pour cela écrire un gros livre. En quelques pages encore on a réglé son emploi et ses indications. Il en est de même du seigle ergoté, une des plus grandes conquêtes qu'ait faite l'art de guérir, qui, d'abord proclamé comme stimulant de la matrice, nartage maintenant avec d'autres médicaments, leurs propriétés diverses, soit comme sédatif de la circulation, soit comme hemostatique, et des faits nombreux que l'on a publiés sur cette substance, on est parvenu à en formuler l'emploi en quelques pages.

Cette tâche, je le dis avec peine, je ne me suis senti ni la force ni le courage de l'entreprendre. Une santé délabrée par les campagnes de l'empire, par dix-huit mois de prison de guerre en Sibérie, et surtout par l'exercice pénible de notre profession, m'en ont empêché. Toutefois j'espère qu'un écrivain placé dans des conditions meilleures, consacrera ses veilles à un travail de cette nature; travail d'une importance telle que s'il était bien exécuté ne manquerait pas d'appeler sur son auteur l'estime et la reconnaissance des praticiens.

www.ingramcontent.com/pod-product-compliance
Ingram Content Group UK Ltd.
Pitfield, Milton Keynes, MK11 3LW, UK
UKHW021030220726
13924UKWH00001B/221